餐饮服务食品安全操作规范

中国法制出版社

目　　录

市场监管总局关于发布餐饮服务食品安全操作规范的公告

（2018年6月22日市场监督管理总局公告2018年第12号　自2018年10月1日起施行）

为指导餐饮服务提供者规范经营行为，落实食品安全法律、法规、规章和规范性文件要求，履行食品安全主体责任，提升食品安全管理能力，保证餐饮食品安全，市场监管总局修订了《餐饮服务食品安全操作规范》，现予以发布，自2018年10月1日起施行。

特此公告。

附件：餐饮服务食品安全操作规范

餐饮服务食品安全操作规范

1　总则

1.1　为指导餐饮服务提供者按照食品安全法律、法规、规章、规范性文件要求，落实食品安全主体责任，规范餐饮经营行为，提升食品安全管理能力，保证餐饮食品安全，制定本规范。

1.2　本规范适用于餐饮服务提供者包括餐饮服务经营者和单位食堂等主体的餐饮服务经营活动。

1.3　鼓励和支持餐饮服务提供者采用先进的食品安全管理方法，建立餐饮服务食品安全管理体系，提高食品安全管理水平。

1.4　鼓励餐饮服务提供者明示餐食的主要原料信息、餐食的数量或重量，开展“减油、减盐、减糖”行动，为消费者提供健康营养的餐食。

1.5　鼓励餐饮服务提供者降低一次性餐饮具的使用量。

1.6　鼓励餐饮服务提供者提示消费者开展光盘行动、减少浪费。

2　术语与定义

2.1　原料

指供加工制作食品所用的一切可食用或者饮用的物质。

2.2 半成品

指原料经初步或部分加工制作后，尚需进一步加工制作的食品，不包括贮存的已加工制作成成品的食品。

2.3 成品

指已制成的可直接食用或饮用的食品。

2.4 餐饮服务场所

指与食品加工制作、供应直接或间接相关的区域，包括食品处理区、就餐区和辅助区。

2.5 食品处理区

指贮存、加工制作食品及清洗消毒保洁餐用具（包括餐饮具、容器、工具等）等的区域。根据清洁程度的不同，可分为清洁操作区、准清洁操作区、一般操作区。

2.6 清洁操作区

指为防止食品受到污染，清洁程度要求较高的加工制作区域，包括专间、专用操作区。

2.7 专间

指处理或短时间存放直接入口食品的专用加工制作间，包括冷食间、生食间、裱花间、中央厨房和集体用餐配送单位的分装或包装间等。

2.8 专用操作区

指处理或短时间存放直接入口食品的专用加工制作区域，包括现榨果蔬汁加工制作区、果蔬拼盘加工制作区、备餐区（指暂时放置、整理、分发成品的区域）等。

2.9 准清洁操作区

指清洁程度要求次于清洁操作区的加工制作区域，包括烹饪区、餐用具保洁区。

2.10 烹饪区

指对经过粗加工制作、切配的原料或半成品进行热加工制作的区域。

2.11 餐用具保洁区

指存放清洗消毒后的餐饮具和接触直接入口食品的容器、工具的区域。

2.12 一般操作区

指其他处理食品和餐用具的区域，包括粗加工制作区、切配区、餐用具清洗消毒区和食品库房等。

2.13 粗加工制作区

指对原料进行挑拣、整理、解冻、清洗、剔除不可食用部分等加工制作的区域。

2.14 切配区

指将粗加工制作后的原料，经过切割、称量、拼配等加工制作成为半成品的区域。

2.15 餐用具清洗消毒区

指清洗、消毒餐饮具和接触直接入口食品的容器、工具的区域。

2.16 就餐区

指供消费者就餐的区域。

2.17 辅助区

指办公室、更衣区、门厅、大堂休息厅、歌舞台、卫生间、非食品库房等非直接处理食品的区域。

2.18　中心温度

指块状食品或有容器存放的液态食品的中心部位的温度。

2.19　冷藏

指将原料、半成品、成品置于冰点以上较低温度下贮存的过程，冷藏环境温度的范围应在0℃～8℃。

2.20　冷冻

指将原料、半成品、成品置于冰点温度以下，以保持冰冻状态贮存的过程，冷冻温度的范围宜低于－12℃。

2.21　交叉污染

指食品、从业人员、工具、容器、设备、设施、环境之间生物性或化学性污染物的相互转移、扩散的过程。

2.22　分离

指通过在物品、设施、区域之间留有一定空间，而非通过设置物理阻断的方式进行隔离。

2.23　分隔

指通过设置物理阻断如墙壁、屏障、遮罩等方式进行隔离。

2.24　特定餐饮服务提供者

指学校（含托幼机构）食堂、养老机构食堂、医疗机构食堂、中央厨房、集体用餐配送单位、连锁餐饮企业等。

2.25　高危易腐食品

指蛋白质或碳水化合物含量较高（通常酸碱度（pH）大于4.6且水分活度（Aw）大于0.85），常温下容易腐败变质的食品。

2.26 现榨果蔬汁

指以新鲜水果、蔬菜为原料，经压榨、粉碎等方法现场加工制作的供消费者直接饮用的果蔬汁饮品，不包括采用浓浆、浓缩汁、果蔬粉调配而成的饮料。

2.27 现磨谷物类饮品

指以谷类、豆类等谷物为原料，经粉碎、研磨、煮制等方法现场加工制作的供消费者直接饮用的谷物饮品。

3 通用要求

3.1 场所及设施设备

3.1.1 具有与经营的食品品种、数量相适应的场所、设施、设备，且布局合理。

3.1.2 定期维护食品加工、贮存等设施、设备；定期清洗、校验保温设施及冷藏、冷冻设施。

3.2 原料控制

3.2.1 制定并实施食品、食品添加剂及食品相关产品控制要求，不得采购不符合食品安全标准的食品、食品添加剂及食品相关产品。

3.2.2 加工制作用水的水质符合 GB 5749《生活饮用水卫生标准》规定。

3.3 加工制作

3.3.1 对原料采购至成品供应的全过程实施食品安全管理，并采取有效措施，避免交叉污染。

3.3.2 从业人员具备食品安全和质量意识，加工制作行为符合食品安全法律法规要求。

4 建筑场所与布局

4.1 选址与环境

4.1.1 应选择与经营的餐食相适应的场所，保持该场所环境清洁。

4.1.2 不得选择易受到污染的区域。应距离粪坑、污水池、暴露垃圾场（站）、旱厕等污染源25m以上，并位于粉尘、有害气体、放射性物质和其他扩散性污染源的影响范围外。

4.1.3 宜选择地面干燥、有给排水条件和电力供应的区域。

4.2 设计与布局

4.2.1 食品处理区应设置在室内，并采取有效措施，防止食品在存放和加工制作过程中受到污染。

4.2.2 按照原料进入、原料加工制作、半成品加工制作、成品供应的流程合理布局。

4.2.3 分开设置原料通道及入口、成品通道及出口、使用后餐饮具的回收通道及入口。无法分设时，应在不同时段分别运送原料、成品、使用后的餐饮具，或者使用无污染的方式覆盖运送成品。

4.2.4 设置独立隔间、区域或设施，存放清洁工具。专用于清洗清洁工具的区域或设施，其位置不会污染食品，并有明显的区分标识。

4.2.5 食品处理区加工制作食品时，如使用燃煤或木炭等固体燃料，炉灶应为隔墙烧火的外扒灰式。

4.2.6 饲养和宰杀畜禽等动物的区域，应位于餐饮服务场所外，并与餐饮服务场所保持适当距离。

4.3 建筑结构

建筑结构应采用适当的耐用材料建造，坚固耐用，易于维修、清洁或消毒，地面、墙面、门窗、天花板等建筑围护结构的设置应能避免有害生物侵入和栖息。

4.3.1 天花板

4.3.1.1 天花板的涂覆或装修材料无毒、无异味、不吸水、易清洁。天花板无裂缝、无破损，无霉斑、无灰尘积聚、无有害生物隐匿。

4.3.1.2 天花板宜距离地面 2.5m 以上。

4.3.1.3 食品处理区天花板的涂覆或装修材料耐高温、耐腐蚀。天花板与横梁或墙壁结合处宜有一定弧度。水蒸汽较多区域的天花板有适当坡度。清洁操作区、准清洁操作区及其他半成品、成品暴露区域的天花板平整。

4.3.2 墙壁

4.3.2.1 食品处理区墙壁的涂覆或铺设材料无毒、无异味、不透水。墙壁平滑、无裂缝、无破损，无霉斑、无积垢。

4.3.2.2 需经常冲洗的场所（包括粗加工制作、切配、烹饪和餐用具清洗消毒等场所，下同），应铺设 1.5m 以上、浅色、不吸水、易清洗的墙裙。各类专间的墙裙应铺设到墙顶。

4.3.3 门窗

4.3.3.1 食品处理区的门、窗闭合严密、无变形、无破损。与外界直接相通的门和可开启的窗，应设置易拆洗、不易生锈的防蝇纱网或空气幕。与外界直接相通的门能自动关闭。

4.3.3.2 需经常冲洗的场所及各类专间的门应坚固、不吸水、易清洗。

4.3.3.3 专间的门、窗闭合严密、无变形、无破损。专间的门能自动关闭。专间的窗户为封闭式（用于传递食品的除外）。专间内外运送食品的窗口应专用、可开闭，大小以可通过运送食品的容器为准。

4.3.4 地面

4.3.4.1 食品处理区地面的铺设材料应无毒、无异味、不透水、耐腐蚀。地面平整、无裂缝、无破损、无积水积垢。

4.3.4.2 清洁操作区不得设置明沟，地漏应能防止废弃物流入及浊气逸出。

4.3.4.3 就餐区不宜铺设地毯。如铺设地毯，应定期清洁，保持卫生。

5 设施设备

5.1 供水设施

5.1.1 食品加工制作用水的管道系统应引自生活饮用水主管道，与非饮用水（如冷却水、污水或废水等）的管道系统完全分离，不得有逆流或相互交接现象。

5.1.2 供水设施中使用的涉及饮用水卫生安全产品应符合国家相关规定。

5.2 排水设施

5.2.1 排水设施应通畅，便于清洁、维护。

5.2.2 需经常冲洗的场所和排水沟要有一定的排水坡度。排水沟内不得设置其他管路，侧面和底面接合处宜有一定弧度，并设有可拆卸的装置。

5.2.3 排水的流向宜由高清洁操作区流向低清洁操作区，并能防止污水逆流。

5.2.4 排水沟出口设有符合12.2.3条款要求的防止有害生物侵入的装置。

5.3 清洗消毒保洁设施

5.3.1 清洗、消毒、保洁设施设备应放置在专用区域，容量和数量应能满足加工制作和供餐需要。

5.3.2 食品工用具的清洗水池应与食品原料、清洁用具的清洗水池分开。采用化学消毒方法的，应设置接触直接入口食品的工用具的专用消毒水池。

5.3.3 各类水池应使用不透水材料（如不锈钢、陶瓷等）制成，不易积垢，易于清洁，并以明显标识标明其用途。

5.3.4 应设置存放消毒后餐用具的专用保洁设施，标识明显，易于清洁。

5.4 个人卫生设施和卫生间

5.4.1 洗手设施

5.4.1.1 食品处理区应设置足够数量的洗手设施，就餐区宜设置洗手设施。

5.4.1.2 洗手池应不透水，易清洁。

5.4.1.3 水龙头宜采用脚踏式、肘动式、感应式等非手触动式开关。宜设置热水器，提供温水。

5.4.1.4 洗手设施附近配备洗手液（皂）、消毒液、擦手纸、干手器等。从业人员专用洗手设施附近应有洗手方法标识。

5.4.1.5 洗手设施的排水设有防止逆流、有害生物侵入及臭味产生的装置。

5.4.2 卫生间

5.4.2.1 卫生间不得设置在食品处理区内。卫生间出入口不应直对食品处理区，不宜直对就餐区。卫生间与外界直接相通的门能自动关闭。

5.4.2.2 设置独立的排风装置，有照明；与外界直接相通的窗户设有易拆洗、不易生锈的防蝇纱网；墙壁、地面等的材料不吸水、不易积垢、易清洁；应设置冲水式便池，配备便刷。

5.4.2.3 应在出口附近设置洗手设施，洗手设施符合5.4.1条款要求。

5.4.2.4 排污管道与食品处理区排水管道分设，且设置有防臭气水封。排污口位于餐饮服务场所外。

5.4.3 更衣区

5.4.3.1 与食品处理区处于同一建筑物内，宜为独立隔间且位于食品处理区入口处。

5.4.3.2 设有足够大的更衣空间、足够数量的更衣设施（如更衣柜、挂钩、衣架等）。

5.5 照明设施

5.5.1 食品处理区应有充足的自然采光或人工照明设施，工作面的光照强度不得低于220lux，光源不得改变食品的感官颜色。其他场所的光照强度不宜低于110lux。

5.5.2 安装在暴露食品正上方的照明灯应有防护装置，避免照明灯爆裂后污染食品。

5.5.3 冷冻（藏）库应使用防爆灯。

5.6 通风排烟设施

5.6.1 食品处理区（冷冻库、冷藏库除外）和就餐区应保持空气流通。专间应设立独立的空调设施。应定期清洁消毒空调及通风设施。

5.6.2 产生油烟的设备上方，设置机械排风及油烟过滤装置，过滤器便于清洁、更换。

5.6.3 产生大量蒸汽的设备上方，设置机械排风排汽装置，并做好凝结水的引泄。

5.6.4 排气口设有易清洗、耐腐蚀并符合12.2.4条款要求的防止有害生物侵入的网罩。

5.7 库房及冷冻（藏）设施

5.7.1 根据食品贮存条件，设置相应的食品库房或存放场所，必要时设置冷冻库、冷藏库。

5.7.2 冷冻柜、冷藏柜有明显的区分标识。冷冻、冷藏柜（库）设有可正确显示内部温度的温度计，宜设置外显式温度计。

5.7.3 库房应设有通风、防潮及防止有害生物侵入的装置。

5.7.4 同一库房内贮存不同类别食品和非食品（如食

品包装材料等)，应分设存放区域，不同区域有明显的区分标识。

5.7.5 库房内应设置足够数量的存放架，其结构及位置能使贮存的食品和物品离墙离地，距离地面应在 10cm 以上，距离墙壁宜在 10cm 以上。

5.7.6 设有存放清洗消毒工具和洗涤剂、消毒剂等物品的独立隔间或区域。

5.8 加工制作设备设施

5.8.1 根据加工制作食品的需要，配备相应的设施、设备、容器、工具等。不得将加工制作食品的设施、设备、容器、工具用于与加工制作食品无关的用途。

5.8.2 设备的摆放位置，应便于操作、清洁、维护和减少交叉污染。固定安装的设备设施应安装牢固，与地面、墙壁无缝隙，或保留足够的清洁、维护空间。

5.8.3 设备、容器和工具与食品的接触面应平滑、无凹陷或裂缝，内部角落部位避免有尖角，便于清洁，防止聚积食品碎屑、污垢等。

6 原料（含食品添加剂和食品相关产品）管理

6.1 原料采购

6.1.1 选择的供货者应具有相关合法资质。

6.1.2 特定餐饮服务提供者应建立供货者评价和退出机制，对供货者的食品安全状况等进行评价，将符合食品安全管理要求的列入供货者名录，及时更换不符合要求的供货者。鼓励其他餐饮服务提供者建立供货者评价和退出机制。

6.1.3 特定餐饮服务提供者应自行或委托第三方机构定期对供货者食品安全状况进行现场评价。

6.1.4 鼓励建立固定的供货渠道，与固定供货者签订供货协议，明确各自的食品安全责任和义务。鼓励根据每种原料的安全特性、风险高低及预期用途，确定对其供货者的管控力度。

6.2 原料运输

6.2.1 运输前，对运输车辆或容器进行清洁，防止食品受到污染。运输过程中，做好防尘、防水，食品与非食品、不同类型的食品原料（动物性食品、植物性食品、水产品，下同）应分隔，食品包装完整、清洁，防止食品受到污染。

6.2.2 运输食品的温度、湿度应符合相关食品安全要求。

6.2.3 不得将食品与有毒有害物品混装运输，运输食品和运输有毒有害物品的车辆不得混用。

6.3 进货查验

6.3.1 随货证明文件查验

6.3.1.1 从食品生产者采购食品的，查验其食品生产许可证和产品合格证明文件等；采购食品添加剂、食品相关产品的，查验其营业执照和产品合格证明文件等。

6.3.1.2 从食品销售者（商场、超市、便利店等）采购食品的，查验其食品经营许可证等；采购食品添加剂、食品相关产品的，查验其营业执照等。

6.3.1.3 从食用农产品个体生产者直接采购食用农产

品的，查验其有效身份证明。

6.3.1.4 从食用农产品生产企业和农民专业合作经济组织采购食用农产品的，查验其社会信用代码和产品合格证明文件。

6.3.1.5 从集中交易市场采购食用农产品的，索取并留存市场管理部门或经营者加盖公章（或负责人签字）的购货凭证。

6.3.1.6 采购畜禽肉类的，还应查验动物产品检疫合格证明；采购猪肉的，还应查验肉品品质检验合格证明。

6.3.1.7 实行统一配送经营方式的，可由企业总部统一查验供货者的相关资质证明及产品合格证明文件，留存每笔购物或送货凭证。各门店能及时查询、获取相关证明文件复印件或凭证。

6.3.1.8 采购食品、食品添加剂、食品相关产品的，应留存每笔购物或送货凭证。

6.3.2 入库查验和记录

6.3.2.1 外观查验

6.3.2.1.1 预包装食品的包装完整、清洁、无破损，标识与内容物一致。

6.3.2.1.2 冷冻食品无解冻后再次冷冻情形。

6.3.2.1.3 具有正常的感官性状。

6.3.2.1.4 食品标签标识符合相关要求。

6.3.2.1.5 食品在保质期内。

6.3.2.2 温度查验

6.3.2.2.1 查验期间，尽可能减少食品的温度变化。

冷藏食品表面温度与标签标识的温度要求不得超过＋3℃，冷冻食品表面温度不宜高于－9℃。

6.3.2.2.2 无具体要求且需冷冻或冷藏的食品，其温度可参考本规范附录M的相关温度要求。

6.4 原料贮存

6.4.1 分区、分架、分类、离墙、离地存放食品。

6.4.2 分隔或分离贮存不同类型的食品原料。

6.4.3 在散装食品（食用农产品除外）贮存位置，应标明食品的名称、生产日期或者生产批号、使用期限等内容，宜使用密闭容器贮存。

6.4.4 按照食品安全要求贮存原料。有明确的保存条件和保质期的，应按照保存条件和保质期贮存。保存条件、保质期不明确的及开封后的，应根据食品品种、加工制作方式、包装形式等针对性的确定适宜的保存条件（需冷藏冷冻的食品原料建议可参照附录M确定保存温度）和保存期限，并应建立严格的记录制度来保证不存放和使用超期食品或原料，防止食品腐败变质。

6.4.5 及时冷冻（藏）贮存采购的冷冻（藏）食品，减少食品的温度变化。

6.4.6 冷冻贮存食品前，宜分割食品，避免使用时反复解冻、冷冻。

6.4.7 冷冻（藏）贮存食品时，不宜堆积、挤压食品。

6.4.8 遵循先进、先出、先用的原则，使用食品原料、食品添加剂、食品相关产品。及时清理腐败变质等感官性状异常、超过保质期等的食品原料、食品添加剂、食品相关产品。

7　加工制作

7.1　加工制作基本要求

7.1.1　加工制作的食品品种、数量与场所、设施、设备等条件相匹配。

7.1.2　加工制作食品过程中，应采取下列措施，避免食品受到交叉污染：

a）不同类型的食品原料、不同存在形式的食品（原料、半成品、成品，下同）分开存放，其盛放容器和加工制作工具分类管理、分开使用，定位存放；

b）接触食品的容器和工具不得直接放置在地面上或者接触不洁物；

c）食品处理区内不得从事可能污染食品的活动；

d）不得在辅助区（如卫生间、更衣区等）内加工制作食品、清洗消毒餐饮具；

e）餐饮服务场所内不得饲养和宰杀禽、畜等动物。

7.1.3　加工制作食品过程中，不得存在下列行为：

a）使用非食品原料加工制作食品；

b）在食品中添加食品添加剂以外的化学物质和其他可能危害人体健康的物质；

c）使用回收食品作为原料，再次加工制作食品；

d）使用超过保质期的食品、食品添加剂；

e）超范围、超限量使用食品添加剂；

f）使用腐败变质、油脂酸败、霉变生虫、污秽不洁、混有异物、掺假掺杂或者感官性状异常的食品、食品添加剂；

g）使用被包装材料、容器、运输工具等污染的食品、食品添加剂；

h）使用无标签的预包装食品、食品添加剂；

i）使用国家为防病等特殊需要明令禁止经营的食品（如织纹螺等）；

j）在食品中添加药品（按照传统既是食品又是中药材的物质除外）；

k）法律法规禁止的其他加工制作行为。

7.1.4 对国家法律法规明令禁止的食品及原料，应拒绝加工制作。

7.2 加工制作区域的使用

7.2.1 中央厨房和集体用餐配送单位的食品冷却、分装等应在专间内进行。

7.2.2 下列食品的加工制作应在专间内进行：

a）生食类食品；

b）裱花蛋糕；

c）冷食类食品（7.2.3 除外）。

7.2.3 下列加工制作既可在专间也可在专用操作区内进行：

a）备餐；

b）现榨果蔬汁、果蔬拼盘等的加工制作；

c）仅加工制作植物性冷食类食品（不含非发酵豆制品）；对预包装食品进行拆封、装盘、调味等简单加工制作后即供应的；调制供消费者直接食用的调味料。

7.2.4 学校（含托幼机构）食堂和养老机构食堂的备餐宜在专间内进行。

7.2.5 各专间、专用操作区应有明显的标识，标明其用途。

7.3 粗加工制作与切配

7.3.1 冷冻（藏）食品出库后，应及时加工制作。冷冻食品原料不宜反复解冻、冷冻。

7.3.2 宜使用冷藏解冻或冷水解冻方法进行解冻，解冻时合理防护，避免受到污染。使用微波解冻方法的，解冻后的食品原料应被立即加工制作。

7.3.3 应缩短解冻后的高危易腐食品原料在常温下的存放时间，食品原料的表面温度不宜超过8℃。

7.3.4 食品原料应洗净后使用。盛放或加工制作不同类型食品原料的工具和容器应分开使用。盛放或加工制作畜肉类原料、禽肉类原料及蛋类原料的工具和容器宜分开使用。

7.3.5 使用禽蛋前，应清洗禽蛋的外壳，必要时消毒外壳。破蛋后应单独存放在暂存容器内，确认禽蛋未变质后再合并存放。

7.3.6 应及时使用或冷冻（藏）贮存切配好的半成品。

7.4 成品加工制作

7.4.1 专间内加工制作

7.4.1.1 专间内温度不得高于25℃。

7.4.1.2 每餐（或每次）使用专间前，应对专间空气进行消毒。消毒方法应遵循消毒设施使用说明书要求。使用紫外线灯消毒的，应在无人加工制作时开启紫外线灯30分钟以上并做好记录。

7.4.1.3 由专人加工制作，非专间加工制作人员不得擅自进入专间。进入专间前，加工制作人员应更换专用的工作衣帽并佩戴口罩。加工制作人员在加工制作前应严格清洗消毒手部，加工制作过程中适时清洗消毒手部。

7.4.1.4 应使用专用的工具、容器、设备，使用前使用专用清洗消毒设施进行清洗消毒并保持清洁。

7.4.1.5 及时关闭专间的门和食品传递窗口。

7.4.1.6 蔬菜、水果、生食的海产品等食品原料应清洗处理干净后，方可传递进专间。预包装食品和一次性餐饮具应去除外层包装并保持最小包装清洁后，方可传递进专间。

7.4.1.7 在专用冷冻或冷藏设备中存放食品时，宜将食品放置在密闭容器内或使用保鲜膜等进行无污染覆盖。

7.4.1.8 加工制作生食海产品，应在专间外剔除海产品的非食用部分，并将其洗净后，方可传递进专间。加工制作时，应避免海产品可食用部分受到污染。加工制作后，应将海产品放置在密闭容器内冷藏保存，或放置在食用冰中保存并用保鲜膜分隔。放置在食用冰中保存的，加工制作后至食用前的间隔时间不得超过1小时。

7.4.1.9 加工制作裱花蛋糕，裱浆和经清洗消毒的新鲜水果应当天加工制作、当天使用。蛋糕胚应存放在专用冷冻或冷藏设备中。打发好的奶油应尽快使用完毕。

7.4.1.10 加工制作好的成品宜当餐供应。

7.4.1.11 不得在专间内从事非清洁操作区的加工制作活动。

7.4.2 专用操作区内加工制作

7.4.2.1 由专人加工制作。加工制作人员应穿戴专用的工作衣帽并佩戴口罩。加工制作人员在加工制作前应严格清洗消毒手部，加工制作过程中适时清洗消毒手部。

7.4.2.2 应使用专用的工具、容器、设备，使用前进行消毒，使用后洗净并保持清洁。

7.4.2.3 在专用冷冻或冷藏设备中存放食品时，宜将食品放置在密闭容器内或使用保鲜膜等进行无污染覆盖。

7.4.2.4 加工制作的水果、蔬菜等，应清洗干净后方可使用。

7.4.2.5 加工制作好的成品应当餐供应。

7.4.2.6 现调、冲泡、分装饮品可不在专用操作区内进行。

7.4.2.7 不得在专用操作区内从事非专用操作区的加工制作活动。

7.4.3 烹饪区内加工制作

7.4.3.1 一般要求

7.4.3.1.1 烹饪食品的温度和时间应能保证食品安全。

7.4.3.1.2 需要烧熟煮透的食品，加工制作时食品的中心温度应达到70℃以上。对特殊加工制作工艺，中心温度低于70℃的食品，餐饮服务提供者应严格控制原料质量安全状态，确保经过特殊加工制作工艺制作成品的食品安全。鼓励餐饮服务提供者在售卖时按照本规范相关要求进行消费提示。

7.4.3.1.3 盛放调味料的容器应保持清洁，使用后加盖存放，宜标注预包装调味料标签上标注的生产日期、保质期等内容及开封日期。

7.4.3.1.4 宜采用有效的设备或方法，避免或减少食品在烹饪过程中产生有害物质。

7.4.3.2 油炸类食品

7.4.3.2.1 选择热稳定性好、适合油炸的食用油脂。

7.4.3.2.2 与炸油直接接触的设备、工具内表面应为耐腐蚀、耐高温的材质（如不锈钢等），易清洁、维护。

7.4.3.2.3 油炸食品前，应尽可能减少食品表面的多余水分。油炸食品时，油温不宜超过190℃。油量不足时，应及时添加新油。定期过滤在用油，去除食物残渣。鼓励使用快速检测方法定时测试在用油的酸价、极性组分等指标。定期拆卸油炸设备，进行清洁维护。

7.4.3.3 烧烤类食品

7.4.3.3.1 烧烤场所应具有良好的排烟系统。

7.4.3.3.2 烤制食品的温度和时间应能使食品被烤熟。

7.4.3.3.3 烤制食品时，应避免食品直接接触火焰或烤制温度过高，减少有害物质产生。

7.4.3.4 火锅类食品

7.4.3.4.1 不得重复使用火锅底料。

7.4.3.4.2 使用醇基燃料（如酒精等）时，应在没有明火的情况下添加燃料。使用炭火或煤气时，应通风良好，防止一氧化碳中毒。

7.4.3.5 糕点类食品

7.4.3.5.1 使用烘焙包装用纸时，应考虑颜色可能对产品的迁移，并控制有害物质的迁移量，不应使用有荧光增白剂的烘烤纸。

7.4.3.5.2 使用自制蛋液的，应冷藏保存蛋液，防止蛋液变质。

7.4.3.6 自制饮品

7.4.3.6.1 加工制作现榨果蔬汁、食用冰等的用水，应为预包装饮用水、使用符合相关规定的水净化设备或设施处理后的直饮水、煮沸冷却后的生活饮用水。

7.4.3.6.2 自制饮品所用的原料乳，宜为预包装乳制品。

7.4.3.6.3 煮沸生豆浆时，应将上涌泡沫除净，煮沸后保持沸腾状态 5 分钟以上。

7.5 食品添加剂使用

7.5.1 使用食品添加剂的，应在技术上确有必要，并在达到预期效果的前提下尽可能降低使用量。

7.5.2 按照 GB 2760《食品安全国家标准 食品添加剂使用标准》规定的食品添加剂品种、使用范围、使用量，使用食品添加剂。不得采购、贮存、使用亚硝酸盐（包括亚硝酸钠、亚硝酸钾）。

7.5.3 专柜（位）存放食品添加剂，并标注“食品添加剂”字样。使用容器盛放拆包后的食品添加剂的，应在盛放容器上标明食品添加剂名称，并保留原包装。

7.5.4 应专册记录使用的食品添加剂名称、生产日期或批号、添加的食品品种、添加量、添加时间、操作人员等信息，GB 2760《食品安全国家标准 食品添加剂使用标准》规定按生产需要适量使用的食品添加剂除外。使用有 GB 2760《食品安全国家标准 食品添加剂使用标准》“最大使用量”规定的食品添加剂，应精准称量使用。

7.6 食品相关产品使用

7.6.1 各类工具和容器应有明显的区分标识，可使用颜色、材料、形状、文字等方式进行区分。

7.6.2 工具、容器和设备，宜使用不锈钢材料，不宜使用木质材料。必须使用木质材料时，应避免对食品造成污染。盛放热食类食品的容器不宜使用塑料材料。

7.6.3 添加邻苯二甲酸酯类物质制成的塑料制品不得盛装、接触油脂类食品和乙醇含量高于20%的食品。

7.6.4 不得重复使用一次性用品。

7.7 高危易腐食品冷却

7.7.1 需要冷冻（藏）的熟制半成品或成品，应在熟制后立即冷却。

7.7.2 应在清洁操作区内进行熟制成品的冷却，并在盛放容器上标注加工制作时间等。

7.7.3 冷却时，可采用将食品切成小块、搅拌、冷水浴等措施或者使用专用速冷设备，使食品的中心温度在 2 小时内从 60℃降至 21℃，再经 2 小时或更短时间降至 8℃。

7.8 食品再加热

7.8.1 高危易腐食品熟制后，在 8℃～60℃条件下存放2小时以上且未发生感官性状变化的，食用前应进行再加热。

7.8.2 再加热时，食品的中心温度应达到70℃以上。

7.9 食品留样

7.9.1 学校（含托幼机构）食堂、养老机构食堂、医疗机构食堂、中央厨房、集体用餐配送单位、建筑工地食堂（供餐人数超过100人）和餐饮服务提供者（集体聚餐人数超过100人或为重大活动供餐），每餐次的食品成品应留样。其他餐饮服务提供者宜根据供餐对象、供餐人数、食品品种、食品安全控制能力和有关规定，进行食品成品留样。

7.9.2 应将留样食品按照品种分别盛放于清洗消毒后的专用密闭容器内，在专用冷藏设备中冷藏存放48小时以上。每个品种的留样量应能满足检验检测需要，且不少于125g。

7.9.3 在盛放留样食品的容器上应标注留样食品名称、留样时间（月、日、时），或者标注与留样记录相对应的标识。

7.9.4 应由专人管理留样食品、记录留样情况，记录内容包括留样食品名称、留样时间（月、日、时）、留样人员等。

8 供餐、用餐与配送

8.1 供餐

8.1.1 分派菜肴、整理造型的工具使用前应清洗消毒。

8.1.2 加工制作围边、盘花等的材料应符合食品安全要求，使用前应清洗消毒。

8.1.3 在烹饪后至食用前需要较长时间（超过2小时）存放的高危易腐食品，应在高于60℃或低于8℃的条件下存放。在8℃～60℃条件下存放超过2小时，且未发生感官性状变化的，应按本规范要求再加热后方可供餐。

8.1.4 宜按照标签标注的温度等条件，供应预包装食品。食品的温度不得超过标签标注的温度＋3℃。

8.1.5 供餐过程中，应对食品采取有效防护措施，避免食品受到污染。使用传递设施（如升降笼、食梯、滑道等）的，应保持传递设施清洁。

8.1.6 供餐过程中，应使用清洁的托盘等工具，避免从业人员的手部直接接触食品（预包装食品除外）。

8.2 用餐服务

8.2.1 垫纸、垫布、餐具托、口布等与餐饮具直接接触的物品应一客一换。撤换下的物品，应及时清洗消毒（一次性用品除外）。

8.2.2 消费者就餐时，就餐区应避免从事引起扬尘的活动（如扫地、施工等）。

8.3 食品配送

8.3.1 一般要求

8.3.1.1 不得将食品与有毒有害物品混装配送。

8.3.1.2 应使用专用的密闭容器和车辆配送食品，容器的内部结构应便于清洁。

8.3.1.3 配送前，应清洁运输车辆的车厢和配送容器，盛放成品的容器还应经过消毒。

8.3.1.4 配送过程中，食品与非食品、不同存在形式的食品应使用容器或独立包装等分隔，盛放容器和包装应严密，防止食品受到污染。

8.3.1.5 食品的温度和配送时间应符合食品安全要求。

8.3.2 中央厨房的食品配送

8.3.2.1 食品应有包装或使用密闭容器盛放。容器材料应符合食品安全国家标准或有关规定。

8.3.2.2 包装或容器上应标注中央厨房的名称、地址、许可证号、联系方式，以及食品名称、加工制作时间、保存条件、保存期限、加工制作要求等。

8.3.2.3 高危易腐食品应采用冷冻（藏）方式配送。

8.3.3 集体用餐配送单位的食品配送

8.3.3.1 食品应使用密闭容器盛放。容器材料应符合食品安全国家标准或有关规定。

8.3.3.2 容器上应标注食用时限和食用方法。

8.3.3.3 从烧熟至食用的间隔时间（食用时限）应符合以下要求：

a）烧熟后 2 小时，食品的中心温度保持在 60℃以上（热藏）的，其食用时限为烧熟后 4 小时；

b）烧熟后按照本规范高危易腐食品冷却要求，将食品的中心温度降至 8℃并冷藏保存的，其食用时限为烧熟后 24 小时。供餐前应按本规范要求对食品进行再加热。

8.3.4 餐饮外卖

8.3.4.1 送餐人员应保持个人卫生。外卖箱（包）应保持清洁，并定期消毒。

8.3.4.2 使用符合食品安全规定的容器、包装材料盛放食品，避免食品受到污染。

8.3.4.3 配送高危易腐食品应冷藏配送，并与热食类食品分开存放。

8.3.4.4 从烧熟至食用的间隔时间（食用时限）应符合以下要求：烧熟后 2 小时，食品的中心温度保持在 60℃以上（热藏）的，其食用时限为烧熟后 4 小时。

8.3.4.5 宜在食品盛放容器或者包装上，标注食品加工制作时间和食用时限，并提醒消费者收到后尽快食用。

8.3.4.6 宜对食品盛放容器或者包装进行封签。

8.3.5 使用一次性容器、餐饮具的，应选用符合食品安全要求的材料制成的容器、餐饮具，宜采用可降解材料制成的容器、餐饮具。

9 检验检测

9.1 检验检测计划

9.1.1 中央厨房和集体用餐配送单位应制定检验检测计划，定期对大宗食品原料、加工制作环境等自行或委托具有资质的第三方机构进行检验检测。其他的特定餐饮服务提供者宜定期开展食品检验检测。

9.1.2 鼓励其他餐饮服务提供者定期进行食品检验检测。

9.2 检验检测项目和人员

9.2.1 可根据自身的食品安全风险分析结果，确定检验检测项目，如农药残留、兽药残留、致病性微生物、餐用具清洗消毒效果等。

9.2.2 检验检测人员应经过培训与考核。

10 清洗消毒

10.1 餐用具清洗消毒

10.1.1 餐用具使用后应及时洗净，餐饮具、盛放或接触直接入口食品的容器和工具使用前应消毒。

10.1.2 清洗消毒方法参照《推荐的餐用具清洗消毒方法》（见附录J）。宜采用蒸汽等物理方法消毒，因材料、大小等原因无法采用的除外。

10.1.3 餐用具消毒设备（如自动消毒碗柜等）应连接电源，正常运转。定期检查餐用具消毒设备或设施的运行状态。采用化学消毒的，消毒液应现用现配，并定时测量消毒液的消毒浓度。

10.1.4 从业人员佩戴手套清洗消毒餐用具的，接触消毒后的餐用具前应更换手套。手套宜用颜色区分。

10.1.5 消毒后的餐饮具、盛放或接触直接入口食品的容器和工具，应符合GB 14934《食品安全国家标准 消毒餐（饮）具》的规定。

10.1.6 宜沥干、烘干清洗消毒后的餐用具。使用抹布擦干的，抹布应专用，并经清洗消毒后方可使用。

10.1.7 不得重复使用一次性餐饮具。

10.2 餐用具保洁

10.2.1 消毒后的餐饮具、盛放或接触直接入口食品的容器和工具，应定位存放在专用的密闭保洁设施内，保持清洁。

10.2.2　保洁设施应正常运转，有明显的区分标识。

10.2.3　定期清洁保洁设施，防止清洗消毒后的餐用具受到污染。

10.3　洗涤剂消毒剂

10.3.1　使用的洗涤剂、消毒剂应分别符合 GB 14930.1《食品安全国家标准 洗涤剂》和 GB 14930.2《食品安全国家标准 消毒剂》等食品安全国家标准和有关规定。

10.3.2　严格按照洗涤剂、消毒剂的使用说明进行操作。

11　废弃物管理

11.1　废弃物存放容器与设施

11.1.1　食品处理区内可能产生废弃物的区域，应设置废弃物存放容器。废弃物存放容器与食品加工制作容器应有明显的区分标识。

11.1.2　废弃物存放容器应配有盖子，防止有害生物侵入、不良气味或污水溢出，防止污染食品、水源、地面、食品接触面（包括接触食品的工作台面、工具、容器、包装材料等）。废弃物存放容器的内壁光滑，易于清洁。

11.1.3　在餐饮服务场所外适宜地点，宜设置结构密闭的废弃物临时集中存放设施。

11.2　废弃物处置

11.2.1　餐厨废弃物应分类放置、及时清理，不得溢出存放容器。餐厨废弃物的存放容器应及时清洁，必要时进行消毒。

11.2.2 应索取并留存餐厨废弃物收运者的资质证明复印件（需加盖收运者公章或由收运者签字），并与其签订收运合同，明确各自的食品安全责任和义务。

11.2.3 应建立餐厨废弃物处置台账，详细记录餐厨废弃物的处置时间、种类、数量、收运者等信息。

12 有害生物防制

12.1 基本要求

12.1.1 有害生物防制应遵循物理防治（粘鼠板、灭蝇灯等）优先，化学防治（滞留喷洒等）有条件使用的原则，保障食品安全和人身安全。

12.1.2 餐饮服务场所的墙壁、地板无缝隙，天花板修葺完整。所有管道（供水、排水、供热、燃气、空调等）与外界或天花板连接处应封闭，所有管、线穿越而产生的孔洞，选用水泥、不锈钢隔板、钢丝封堵材料、防火泥等封堵，孔洞填充牢固，无缝隙。使用水封式地漏。

12.1.3 所有线槽、配电箱（柜）封闭良好。

12.1.4 人员、货物进出通道应设有防鼠板，门的缝隙应小于6mm。

12.2 设施设备的使用与维护

12.2.1 灭蝇灯

12.2.1.1 食品处理区、就餐区宜安装粘捕式灭蝇灯。使用电击式灭蝇灯的，灭蝇灯不得悬挂在食品加工制作或贮存区域的上方，防止电击后的虫害碎屑污染食品。

12.2.1.2 应根据餐饮服务场所的布局、面积及灭蝇灯使用技术要求，确定灭蝇灯的安装位置和数量。

12.2.2 鼠类诱捕设施

12.2.2.1 餐饮服务场所内应使用粘鼠板、捕鼠笼、机械式捕鼠器等装置，不得使用杀鼠剂。

12.2.2.2 餐饮服务场所外可使用抗干预型鼠饵站，鼠饵站和鼠饵必须固定安装。

12.2.3 排水管道出水口

排水管道出水口安装的篦子宜使用金属材料制成，篦子缝隙间距或网眼应小于 10mm。

12.2.4 通风口

与外界直接相通的通风口、换气窗外，应加装不小于 16 目的防虫筛网。

12.2.5 防蝇帘及风幕机

12.2.5.1 使用防蝇胶帘的，防蝇胶帘应覆盖整个门框，底部离地距离小于 2cm，相邻胶帘条的重叠部分不少于 2cm。

12.2.5.2 使用风幕机的，风幕应完整覆盖出入通道。

12.3 防制过程要求

12.3.1 收取货物时，应检查运输工具和货物包装是否有有害生物活动迹象（如鼠粪、鼠咬痕等鼠迹，蟑尸、蟑粪、卵鞘等蟑迹），防止有害生物入侵。

12.3.2 定期检查食品库房或食品贮存区域、固定设施设备背面及其他阴暗、潮湿区域是否存在有害生物活动迹象。发现有害生物，应尽快将其杀灭，并查找和消除其来源途径。

12.3.3 防制过程中应采取有效措施，防止食品、食品接触面及包装材料等受到污染。

12.4 卫生杀虫剂和杀鼠剂的管理

12.4.1 卫生杀虫剂和杀鼠剂的选择

12.4.1.1 选择的卫生杀虫剂和杀鼠剂，应标签信息齐全（农药登记证、农药生产许可证、农药标准）并在有效期内。不得将不同的卫生杀虫剂制剂混配。

12.4.1.2 鼓励使用低毒或微毒的卫生杀虫剂和杀鼠剂。

12.4.2 卫生杀虫剂和杀鼠剂的使用要求

12.4.2.1 使用卫生杀虫剂和杀鼠剂的人员应经过有害生物防制专业培训。

12.4.2.2 应针对不同的作业环境，选择适宜的种类和剂型，并严格根据卫生杀虫剂和杀鼠剂的技术要求确定使用剂量和位置，设置警示标识。

12.4.3 卫生杀虫剂和杀鼠剂的存放要求

不得在食品处理区和就餐场所存放卫生杀虫剂和杀鼠剂产品。应设置单独、固定的卫生杀虫剂和杀鼠剂产品存放场所，存放场所具备防火防盗通风条件，由专人负责。

13 食品安全管理

13.1 设立食品安全管理机构和配备人员

13.1.1 餐饮服务企业应配备专职或兼职食品安全管理人员，宜设立食品安全管理机构。

13.1.2 中央厨房、集体用餐配送单位、连锁餐饮企业总部、网络餐饮服务第三方平台提供者应设立食品安全管理机构，配备专职食品安全管理人员。

13.1.3 其他特定餐饮服务提供者应配备专职食品安全管理人员，宜设立食品安全管理机构。

13.1.4 食品安全管理人员应按规定参加食品安全培训。

13.2 食品安全管理基本内容

13.2.1 餐饮服务企业应建立健全食品安全管理制度，明确各岗位的食品安全责任，强化过程管理。

13.2.2 根据《餐饮服务预防食物中毒注意事项》（见附录G）和经营实际，确定高风险的食品品种和加工制作环节，实施食品安全风险重点防控。特定餐饮服务提供者应制定加工操作规程，其他餐饮服务提供者宜制定加工操作规程。

13.2.3 制订从业人员健康检查、食品安全培训考核及食品安全自查等计划。

13.2.4 落实各项食品安全管理制度、加工操作规程。

13.2.5 定期开展从业人员健康检查、食品安全培训考核及食品安全自查，及时消除食品安全隐患。

13.2.6 依法处置不合格食品、食品添加剂、食品相关产品。

13.2.7 依法报告、处置食品安全事故。

13.2.8 建立健全食品安全管理档案。

13.2.9 配合市场监督管理部门开展监督检查。

13.2.10 食品安全法律、法规、规章、规范性文件和食品安全标准规定的其他要求。

13.3 食品安全管理制度

13.3.1 餐饮服务企业应建立从业人员健康管理制度、食品安全自查制度、食品进货查验记录制度、原料控制要求、过程控制要求、食品安全事故处置方案等。

13.3.2 宜根据自身业态、经营项目、供餐对象、供餐数量等，建立如下食品安全管理制度：

a）食品安全管理人员制度；

b）从业人员培训考核制度；

c）场所及设施设备（如卫生间、空调及通风设施、制冰机等）定期清洗消毒、维护、校验制度；

d）食品添加剂使用制度；

e）餐厨废弃物处置制度；

f）有害生物防制制度。

13.3.3 定期修订完善各项食品安全管理制度，及时对从业人员进行培训考核，并督促其落实。

13.4 食品安全自查

13.4.1 结合经营实际，全面分析经营过程中的食品安全危害因素和风险点，确定食品安全自查项目和要求，建立自查清单，制定自查计划。

13.4.2 根据食品安全法律法规和本规范，自行或者委托第三方专业机构开展食品安全自查，及时发现并消除食品安全隐患，防止发生食品安全事故。

13.4.3 食品安全自查包括制度自查、定期自查和专项自查。

13.4.3.1　制度自查

对食品安全制度的适用性，每年至少开展一次自查。在国家食品安全法律、法规、规章、规范性文件和食品安全国家标准发生变化时，及时开展制度自查和修订。

13.4.3.2　定期自查

特定餐饮服务提供者对其经营过程，应每周至少开展一次自查；其他餐饮服务提供者对其经营过程，应每月至少开展一次自查。定期自查的内容，应根据食品安全法律、法规、规章和本规范确定。

13.4.3.3　专项自查

获知食品安全风险信息后，应立即开展专项自查。专项自查的重点内容应根据食品安全风险信息确定。

13.4.3.4　对自查中发现的问题食品，应立即停止使用，存放在加贴醒目、牢固标识的专门区域，避免被误用，并采取退货、销毁等处理措施。对自查中发现的其他食品安全风险，应根据具体情况采取有效措施，防止对消费者造成伤害。

13.5　投诉处置

13.5.1　对消费者提出的投诉，应立即核实，妥善处理，留存记录。

13.5.2　接到消费者投诉食品感官性状异常时，应及时核实。经核实确有异常的，应及时撤换，告知备餐人员做出相应处理，并对同类食品进行检查。

13.5.3　在就餐区公布投诉举报电话。

13.6 食品安全事故处置

13.6.1 发生食品安全事故的，应立即采取措施，防止事故扩大。

13.6.2 发现其经营的食品属于不安全食品的，应立即停止经营，采取公告或通知的方式告知消费者停止食用、相关供货者停止生产经营。

13.6.3 发现有食品安全事故潜在风险，及发生食品安全事故的，应按规定报告。

13.7 公示

13.7.1 将食品经营许可证、餐饮服务食品安全等级标识、日常监督检查结果记录表等公示在就餐区醒目位置。

13.7.2 网络餐饮服务第三方平台提供者和入网餐饮服务提供者应在网上公示餐饮服务提供者的名称、地址、餐饮服务食品安全等级信息、食品经营许可证。

13.7.3 入网餐饮服务提供者应在网上公示菜品名称和主要原料名称。

13.7.4 宜在食谱上或食品盛取区、展示区，公示食品的主要原料及其来源、加工制作中添加的食品添加剂等。

13.7.5 宜采用“明厨亮灶”方式，公开加工制作过程。

13.8 场所清洁

13.8.1 食品处理区清洁

13.8.1.1 定期清洁食品处理区设施、设备。

13.8.1.2 保持地面无垃圾、无积水、无油渍，墙壁和门窗无污渍、无灰尘，天花板无霉斑、无灰尘。

13.8.2 就餐区清洁

13.8.2.1 定期清洁就餐区的空调、排风扇、地毯等设施或物品，保持空调、排风扇洁净，地毯无污渍。

13.8.2.2 营业期间，应开启包间等就餐场所的排风装置，包间内无异味。

13.8.3 卫生间清洁

13.8.3.1 定时清洁卫生间的设施、设备，并做好记录和展示。

13.8.3.2 保持卫生间地面、洗手池及台面无积水、无污物、无垃圾，便池内外无污物、无积垢、冲水良好，卫生纸充足。

13.8.3.3 营业期间，应开启卫生间的排风装置，卫生间内无异味。

14 人员要求

14.1 健康管理

14.1.1 从事接触直接入口食品工作（清洁操作区内的加工制作及切菜、配菜、烹饪、传菜、餐饮具清洗消毒）的从业人员（包括新参加和临时参加工作的从业人员，下同）应取得健康证明后方可上岗，并每年进行健康检查取得健康证明，必要时应进行临时健康检查。

14.1.2 食品安全管理人员应每天对从业人员上岗前的健康状况进行检查。患有发热、腹泻、咽部炎症等病症及皮肤有伤口或感染的从业人员，应主动向食品安全管理人员等报告，暂停从事接触直接入口食品的工作，必要时进行临时健康检查，待查明原因并将有碍食品安全的疾病治愈后方可重新上岗。

14.1.3 手部有伤口的从业人员，使用的创可贴宜颜色鲜明，并及时更换。佩戴一次性手套后，可从事非接触直接入口食品的工作。

14.1.4 患有霍乱、细菌性和阿米巴性痢疾、伤寒和副伤寒、病毒性肝炎（甲型、戊型）、活动性肺结核、化脓性或者渗出性皮肤病等国务院卫生行政部门规定的有碍食品安全疾病的人员，不得从事接触直接入口食品的工作。

14.2 培训考核

餐饮服务企业应每年对其从业人员进行一次食品安全培训考核，特定餐饮服务提供者应每半年对其从业人员进行一次食品安全培训考核。

14.2.1 培训考核内容为有关餐饮食品安全的法律法规知识、基础知识及本单位的食品安全管理制度、加工制作规程等。

14.2.2 培训可采用专题讲座、实际操作、现场演示等方式。考核可采用询问、观察实际操作、答题等方式。

14.2.3 对培训考核及时评估效果、完善内容、改进方式。

14.2.4 从业人员应在食品安全培训考核合格后方可上岗。

14.3 人员卫生

14.3.1 个人卫生

14.3.1.1 从业人员应保持良好的个人卫生。

14.3.1.2 从业人员不得留长指甲、涂指甲油。工作时，应穿清洁的工作服，不得披散头发，佩戴的手表、手镯、手链、手串、戒指、耳环等饰物不得外露。

14.3.1.3 食品处理区内的从业人员不宜化妆，应戴清洁的工作帽，工作帽应能将头发全部遮盖住。

14.3.1.4 进入食品处理区的非加工制作人员，应符合从业人员卫生要求。

14.3.2 口罩和手套

14.3.2.1 专间的从业人员应佩戴清洁的口罩。

14.3.2.2 专用操作区内从事下列活动的从业人员应佩戴清洁的口罩：

a）现榨果蔬汁加工制作；

b）果蔬拼盘加工制作；

c）加工制作植物性冷食类食品（不含非发酵豆制品）；

d）对预包装食品进行拆封、装盘、调味等简单加工制作后即供应的；

e）调制供消费者直接食用的调味料；

f）备餐。

14.3.2.3 专用操作区内从事其他加工制作的从业人员，宜佩戴清洁的口罩。

14.3.2.4 其他接触直接入口食品的从业人员，宜佩戴清洁的口罩。

14.3.2.5 如佩戴手套，佩戴前应对手部进行清洗消毒。手套应清洁、无破损，符合食品安全要求。手套使用过程中，应定时更换手套，出现14.4.2条款要求的重新洗手消毒的情形时，应在重新洗手消毒后更换手套。手套应存放在清洁卫生的位置，避免受到污染。

14.4 手部清洗消毒

14.4.1 从业人员在加工制作食品前，应洗净手部，手部清洗宜符合《餐饮服务从业人员洗手消毒方法》（见附录I）。

14.4.2 加工制作过程中，应保持手部清洁。出现下列情形时，应重新洗净手部：

a）加工制作不同存在形式的食品前；

b）清理环境卫生、接触化学物品或不洁物品（落地的食品、受到污染的工具容器和设备、餐厨废弃物、钱币、手机等）后；

c）咳嗽、打喷嚏及擤鼻涕后。

14.4.3 使用卫生间、用餐、饮水、吸烟等可能会污染手部的活动后，应重新洗净手部。

14.4.4 加工制作不同类型的食品原料前，宜重新洗净手部。

14.4.5 从事接触直接入口食品工作的从业人员，加工制作食品前应洗净手部并进行手部消毒，手部清洗消毒应符合《餐饮服务从业人员洗手消毒方法》（见附录I）。加工制作过程中，应保持手部清洁。出现下列情形时，应重新洗净手部并消毒：

a）接触非直接入口食品后；

b）触摸头发、耳朵、鼻子、面部、口腔或身体其他部位后；

c）14.4.2 条款要求的应重新洗净手部的情形。

14.5 工作服

14.5.1 工作服宜为白色或浅色，应定点存放，定期清洗更换。从事接触直接入口食品工作的从业人员，其工作服宜每天清洗更换。

14.5.2 食品处理区内加工制作食品的从业人员使用卫生间前，应更换工作服。

14.5.3 工作服受到污染后，应及时更换。

14.5.4 待清洗的工作服不得存放在食品处理区。

14.5.5 清洁操作区与其他操作区从业人员的工作服应有明显的颜色或标识区分。

14.5.6 专间内从业人员离开专间时，应脱去专间专用工作服。

15 文件和记录

15.1 记录内容

15.1.1 根据食品安全法律、法规、规章和本规范要求，结合经营实际，如实记录有关信息。

15.1.1.1 应记录以下信息：从业人员培训考核、进货查验、原料出库、食品安全自查、食品召回、消费者投诉处置、餐厨废弃物处置、卫生间清洁等。存在食品添加剂采购与使用、检验检测等行为时，也应记录相关信息。

15.1.1.2 餐饮服务企业应如实记录采购的食品、食品添加剂、食品相关产品的名称、规格、数量、生产日期或者生产批号、保质期、进货日期以及供货者名称、地址、联系方式等内容，并保存相关记录。宜采用电子方式记录和保存相关内容。

15.1.1.3 特定餐饮服务提供者还应记录以下信息：食品留样、设施设备清洗维护校验、卫生杀虫剂和杀鼠剂的使用。

15.1.1.4 实行统一配送经营方式的，各门店也应建立并保存收货记录。

15.1.2 制定各项记录表格，表格的项目齐全，可操作。填写的表格清晰完整，由执行操作人员和内部检查人员签字。

15.1.3 各岗位负责人应督促执行操作人员按要求填写记录表格，定期检查记录内容。食品安全管理人员应每周检查所有记录表格，发现异常情况时，立即督促有关人员采取整改措施。

15.2 记录保存时限

15.2.1 进货查验记录和相关凭证的保存期限不得少于产品保质期满后6个月；没有明确保质期的，保存期限不得少于2年。其他各项记录保存期限宜为2年。

15.2.2 网络餐饮服务第三方平台提供者和自建网站餐饮服务提供者应如实记录网络订餐的订单信息，包括食品的名称、下单时间、送餐人员、送达时间以及收货地址，信息保存时间不得少于6个月。

15.3 文件管理

特定餐饮服务提供者宜制定文件管理要求，对文件进行有效管理，确保所使用的文件均为有效版本。

16 其他

16.1 燃料管理

16.1.1 尽量采购使用乙醇作为菜品（如火锅等）加热燃料。使用甲醇、丙醇等作燃料，应加入颜色进行警示，并严格管理，防止作为白酒误饮。

16.1.2 应严格选择燃料供货者。应制定火灾防控制度和应急预案，明确防火职责，定期组织检查，定期检测设备，及时更换存在安全隐患的老旧设备。宜安装有效的通风及报警设备。

16.1.3 应加强从业人员培训，使其能正确使用煤气、液化气、电等加热设备，防止漏气、漏电；安全进行燃料更换（木炭、醇基燃料等），防止烫伤。

16.2 消费提示

16.2.1 鼓励对特殊加工制作方式（如煎制牛排、制作白切鸡、烹制禽蛋、自行烹饪火锅或烧烤等）及外卖、外带食品等进行消费提示。

16.2.2 可采用口头或书面等方式进行消费提示。

16.3 健康促进

16.3.1 鼓励实行科学营养配餐，对就餐人群进行健康营养知识宣传，更新饮食观念。

16.3.2 鼓励对成品的口味（甜、咸、油、辣等）进行差异化标示。

附录 A

餐饮服务场所相关名词关系图
（资料性附录）

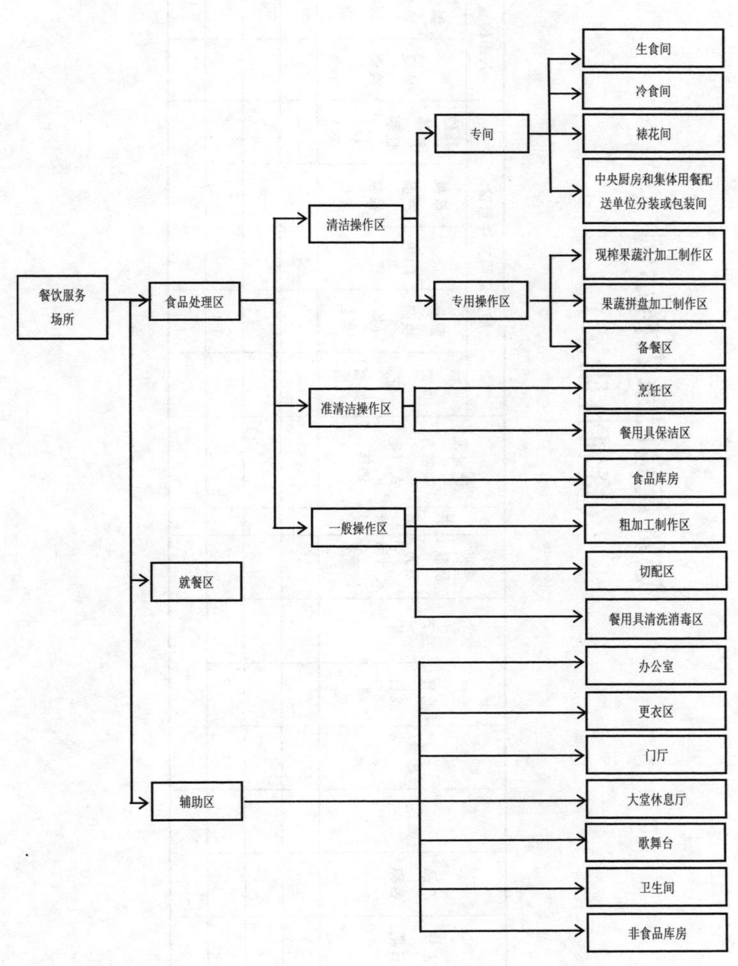

进货查验记录表格示例
（资料性附录）

序号	进货日期	产品名称	规格	数量	生产批号或日期	生产者	地址及联系方式（电话等）	供货者	地址及联系方式（电话等）	随货证明文件查验					入库检查		自检或委检情况	记录人	备注
										许可证（如有）	营业执照（如有）	购货凭证	该批产品检验报告	其他合格证明（如有）	外观检查	温度检查（如需）			

附录 C

食品留样记录表格示例
（资料性附录）

序号	留样食品名称	留样时间 （＊月＊日＊时＊分）	留样量（g）	保存条件	留样保存至 （＊月＊日＊时＊分）	订餐单位	送餐时间	留样人

附录 D

食品添加剂使用记录表格示例
（资料性附录）

序号	使用日期	食品添加剂名称	生产者	生产日期	使用量（g）	功能（用途）	制作食品名称	制作食品量	使用人	备注

附录 E

废弃物处置记录表格示例
（资料性附录）

日期	废弃物种类	数量(kg)	处理时间	处理单位	处理人及联系方式	记录人	备注

附录 F

卫生间清洁记录表格示例
(资料性附录)

日期	时间	台面	洗手池	洗手液	擦手纸或干手器	镜面	地面	便池	卫生纸	纸篓	门	窗	记录人	备注

附录 G

餐饮服务预防食物中毒注意事项
（资料性附录）

一、食物中毒常见原因

（一）细菌性食物中毒

1. 贮存食品不当。如在 8℃～60℃条件下存放熟制的高危易腐食品 2 小时以上，或在不适当温度下长时间贮存高危易腐的原料或半成品；

2. 未烧熟煮透食品。因烹饪前未彻底解冻食品、熟制时食品的体积较大或熟制时间不足等，导致加工制作时食品的中心温度未达到 70℃以上；

3. 未充分再加热食品。经长时间贮存的食品，在食用前未充分再加热至食品的中心温度达到 70℃以上；

4. 生熟交叉污染。如熟制后的食品被生的食品原料污染，或被接触过生的食品原料的表面（如操作台、容器、手等）污染；接触熟制后食品的操作台、容器、手等被生的食品原料污染；

5. 进食未彻底清洗、消毒的生食品；

6. 从业人员污染食品。从业人员患有消化道传染病或是消化道传染病的带菌者，或手部有化脓性或渗出性伤口，加工制作时由于手部接触等原因污染食品。

（二）化学性食物中毒

1. 在种植或养殖过程中，食用农产品受到化学性物质污染，或在食用前，食用农产品中的农药或兽药残留剂量较多；

2. 在运输、贮存、加工制作过程中，食品受到化学性物质污染。如使用盛放过有机磷农药的容器盛放食品，导致食品受到有机磷农药污染；

3. 误将化学性物质作为食品、食品添加剂食用饮用或使用。如误将甲醇燃料作为白酒饮用，误将亚硝酸盐作为食盐使用；

4. 食品中的营养素发生化学变化，产生有毒有害物质。如食用油脂酸败后，产生酸、醛、酮类及各种氧化物等；

5. 在食品中添加非食用物质，或超剂量使用食品添加剂。

（三）真菌性食物中毒

食品贮存不当，受到真菌污染，在适宜的条件下污染的真菌生长繁殖、产生毒素。如霉变的谷物、甘蔗等含有大量真菌毒素。

（四）动物性食物中毒

1. 食用天然含有有毒成分的动物或动物组织。如食用野生河鲀、未经农产品加工企业加工的河鲀，织纹螺、鱼胆、动物甲状腺；

2. 在一定条件下，可食的动物性食品产生了大量有毒成分。如组氨酸含量较高的鲐鱼等鱼类在不新鲜或发生腐败时，产生大量组胺。

（五）植物性食物中毒

1. 食用天然含有有毒成分的植物或其制品。如食用有毒菌、鲜白果、曼陀罗果实或种子及其制品等；

2. 在一定条件下，可食的植物性食品产生了大量有毒成分，加工制作时未能彻底去除或破坏有毒成分。如马铃薯发芽后，幼芽及芽眼部分产生大量龙葵素，加工制作不当未能彻底去除龙葵素；

3. 植物中天然含有有毒成分，加工制作时未能彻底去除或破坏有毒成分。如烹饪四季豆的时间不足，未能完全破坏四季豆中的皂素等；煮制豆浆的时间不足，未能彻底去除豆浆中的胰蛋白酶抑制物。

二、预防食物中毒的基本方法

（一）预防细菌性食物中毒的基本原则和措施

预防细菌性食物中毒，应按照防止食品受到病原菌污染、控制病原菌繁殖和杀灭病原菌三项基本原则，采取下列主要措施：

1. 避免污染。主要指避免熟制后的食品受到病原菌污染。如避免熟制后的食品与生的食品原料接触；从业人员经常性清洗手部，接触直接入口食品的从业人员还应在清洗手部后进行手部消毒；保持餐饮服务场所、设施、设备、加工制作台面、容器、工具等清洁；消灭鼠类、虫害等有害生物，避免其接触食品；

2. 控制温度。采取适当的温度控制措施，杀灭食品中的病原菌或控制病原菌生长繁殖。如熟制食品时，使食品的中心温度达到70℃以上；贮存熟制食品时，将食品的中心温度保持在60℃以上热藏或在8℃以下冷藏（或冷冻）；

3. 控制时间。尽量缩短食品的存放时间。如当餐加工制作食品后当餐食用完；尽快使用完食品原料、半成品；

4. 清洗和消毒。如清洗所有接触食品的物品；清洗消毒接触直接入口食品的工具、容器等物品；清洗消毒生吃的蔬菜、水果；

5. 控制加工制作量。食品加工制作量应与加工制作条件相吻合。食品加工制作量超过加工制作场所、设施、设备和从业人员的承受能力时，加工制作行为较难符合食品安全要求，易使食品受到污染，引起食物中毒。

（二）预防常见化学性食物中毒的措施

1. 农药引起的食物中毒。使用流水反复涮洗蔬菜（油菜等叶菜类蔬菜应掰开后逐片涮洗），次数不少于 3 次，且先洗后切。接触农药的容器、工具等做到物品专用，有醒目的区分标识，避免与接触食品的容器、工具等混用；

2. 亚硝酸盐引起的食物中毒。禁止采购、贮存、使用亚硝酸盐（包括亚硝酸钠、亚硝酸钾），避免误作食盐使用。

（三）预防常见真菌性食物中毒的措施

严把采购关，防止霉变食品入库；控制存放库房的温度、湿度，尽量缩短贮存时间，定期通风，防止食品在贮存过程中霉变；定期检查食品，及时清除霉变食品；加工制作前，认真检查食品的感官性状，不得加工制作霉变食品。

（四）预防常见动物性食物中毒的措施

1. 河鲀引起的食物中毒。禁止采购、加工制作所有品种的野生河鲀和未经农产品加工企业加工的河鲀；

2. 鲐鱼引起的食物中毒。采购新鲜的鲐鱼；在冷冻

（藏）条件下贮存鲐鱼，并缩短贮存时间；加工制作前，检查鲐鱼的感官性状，不得加工制作腐败变质的鲐鱼。

（五）预防常见植物性食物中毒的措施

1. 有毒菌引起的食物中毒。禁止采摘、购买、加工制作不明品种的野生菌；

2. 四季豆引起的食物中毒。烹饪时先将四季豆放入开水中烫煮10分钟以上再炒，每次烹饪量不得过大，烹饪时使四季豆均匀受热；

3. 豆浆引起的食物中毒。将生豆浆加热至80℃时，会有许多泡沫上涌，出现“假沸”现象。应将上涌泡沫除净，煮沸后再以文火维持煮沸5分钟以上，可彻底破坏豆浆中的胰蛋白酶抑制物；

4. 发芽马铃薯引起的食物中毒。将马铃薯贮存在低温、无阳光直射的地方，避免马铃薯生芽。

附录 H

推荐的餐饮服务场所、设施、设备及工具清洁方法（资料性附录）

场所、设施、设备及工具	频率	使用物品	方法
地面	每天完工或有需要时	扫帚、拖把、刷子、清洁剂	1. 用扫帚扫地 2. 用拖把以清洁剂拖地 3. 用刷子刷去余下污物 4. 用水冲洗干净 5. 用干拖把拖干地面
排水沟	每天完工或有需要时	铲子、刷子、清洁剂	1. 用铲子铲去沟内大部分污物 2. 用清洁剂洗净排水沟 3. 用刷子刷去余下污物 4. 用水冲洗干净
墙壁、门窗及天花板（包括照明设施）	每月一次或有需要时	抹布、刷子、清洁剂	1. 用干抹布去除干的污物 2. 用湿抹布擦抹或用水冲刷 3. 用清洁剂清洗 4. 用湿抹布抹净或用水冲洗干净 5. 用清洁的抹布抹干/风干
冷冻（藏）库	每周一次或有需要时	抹布、刷子、清洁剂	1. 清除食物残渣及污物 2. 用湿抹布擦抹或用水冲刷 3. 用清洁剂清洗 4. 用湿抹布抹净或用水冲洗干净 5. 用清洁的抹布抹干/风干

续表

场所、设施、设备及工具	频率	使用物品	方法
排烟设施	表面每周一次，内部每年 2 次以上	抹布、刷子、清洁剂	1. 用清洁剂清洗 2. 用刷子、抹布去除油污 3. 用湿抹布抹净或用水冲洗干净 4. 风干
工作台及洗涤盆	每次使用后	抹布、刷子、清洁剂、消毒剂	1. 清除食物残渣及污物 2. 用湿抹布擦抹或用水冲刷 3. 用清洁剂清洗 4. 用湿抹布抹净或用水冲洗干净 5. 用消毒剂消毒 6. 用水冲洗干净 7. 风干
餐厨废弃物存放容器	每天完工或有需要时	刷子、清洁剂、消毒剂	1. 清除食物残渣及污物 2. 用水冲刷 3. 用清洁剂清洗 4. 用水冲洗干净 5. 用消毒剂消毒 6. 风干
设备、工具	每次使用后	抹布、刷子、清洁剂、消毒剂	1. 清除食物残渣及污物 2. 用水冲刷 3. 用清洁剂清洗 4. 用水冲洗干净 5. 用消毒剂消毒 6. 用水冲洗干净 7. 风干

续表

场所、设施、设备及工具	频率	使用物品	方法
卫生间	定时或有需要时	扫帚、拖把、刷子、抹布、清洁剂、消毒剂	1. 清除地面、便池、洗手池及台面、废弃物存放容器等的污物、废弃物 2. 用刷子刷去余下污物 3. 用扫帚扫地 4. 用拖把以清洁剂拖地 5. 用刷子、清洁剂清洗便池、洗手池及台面、废弃物存放容器 6. 用消毒剂消毒便池 7. 用水冲洗干净地面、便池、洗手池及台面、废弃物存放容器 8. 用干拖把拖干地面 9. 用湿抹布抹净洗手池及台面、废弃物存放容器 10. 风干

附录 I

餐饮服务从业人员洗手消毒方法
（资料性附录）

一、洗手程序

（一）打开水龙头，用自来水（宜为温水）将双手弄湿。

（二）双手涂上皂液或洗手液等。

（三）双手互相搓擦 20 秒（必要时，以洁净的指甲刷清洁指甲）。工作服为长袖的应洗到腕部，工作服为短袖的应洗到肘部。

（四）用自来水冲净双手。

（五）关闭水龙头（手动式水龙头应用肘部或以清洁纸巾包裹水龙头将其关闭）。

（六）用清洁纸巾、卷轴式清洁抹手布或干手机干燥双手。

二、标准的清洗手部方法

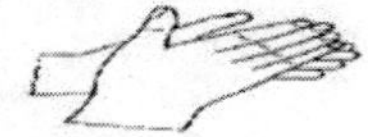

1. 掌心对掌心搓擦

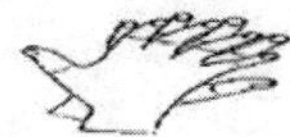

2. 手指交错掌心对手背搓

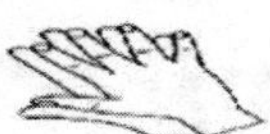

3. 手指交错掌心对掌心搓擦

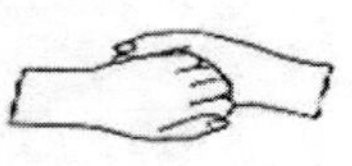

4. 两手互握互搓指背

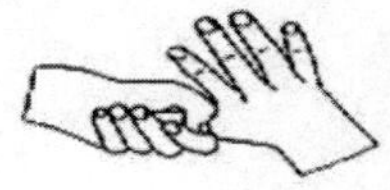

5. 拇指在掌中转动搓擦

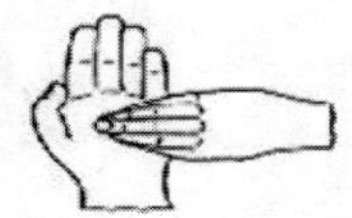

6. 指尖在掌心中搓擦

三、标准的消毒手部方法

消毒手部前应先洗净手部，然后参照以下方法消毒：

方法一：将洗净后的双手在消毒剂水溶液中浸泡 20～30 秒，用自来水将双手冲净。（餐饮服务化学消毒常用消毒剂及使用注意事项见附录 K）

方法二：取适量的乙醇类速干手消毒剂于掌心，按照标准的清洗手部方法充分搓擦双手 20～30 秒，搓擦时保证手消毒剂完全覆盖双手皮肤，直至干燥。

附录 J

推荐的餐用具清洗消毒方法
（资料性附录）

一、清洗方法

（一）采用手工方法清洗的，应按以下步骤进行：

1. 刮掉餐用具表面的食物残渣；

2. 用含洗涤剂的溶液洗净餐用具表面；

3. 用自来水冲去餐用具表面残留的洗涤剂。

（二）采用洗碗机清洗的，按设备使用说明操作。

二、消毒方法

（一）物理消毒

1. 采用蒸汽、煮沸消毒的，温度一般控制在 100℃，并保持 10 分钟以上；

2. 采用红外线消毒的，温度一般控制在 120℃以上，并保持 10 分钟以上；

3. 采用洗碗机消毒的，消毒温度、时间等应确保消毒效果满足国家相关食品安全标准要求。

（二）化学消毒

主要为使用各种含氯消毒剂（餐饮服务化学消毒常用消毒剂及使用注意事项见附录 K）消毒，在确保消毒效果的前提下，可以采用其他消毒剂和参数。

方法之一：

使用含氯消毒剂（不包括二氧化氯消毒剂）的消毒方法：

1. 严格按照含氯消毒剂产品说明书标明的要求配制消毒液，消毒液中的有效氯浓度宜在250mg/L以上；

2. 将餐用具全部浸入配置好的消毒液中5分钟以上；

3. 用自来水冲去餐用具表面残留的消毒液。

方法之二：

使用二氧化氯消毒剂的消毒方法：

1. 严格按照产品说明书标明的要求配制消毒液，消毒液中的有效氯浓度宜在100mg/L～150mg/L；

2. 将餐用具全部浸入配置好的消毒液中10～20分钟；

3. 用自来水冲去餐用具表面残留的消毒液。

三、保洁方法

1. 餐用具清洗或消毒后宜沥干、烘干。使用抹布擦干的，抹布应专用，并经清洗消毒方可使用，防止餐用具受到污染；

2. 及时将消毒后的餐用具放入专用的密闭保洁设施内。

附录 K

餐饮服务化学消毒常用消毒剂及使用注意事项
(资料性附录)

一、常用消毒剂及使用方法

(一) 漂白粉

主要成分为次氯酸钠，此外还含有氢氧化钙、氧化钙、氯化钙等。配制水溶液时，应先加少量水，调成糊状，再边加水边搅拌成乳液，静置沉淀，取澄清液使用。漂白粉可用于环境、操作台、设备、餐饮具等的涂擦和浸泡消毒。

(二) 次氯酸钙(漂粉精)、二氯异氰尿酸钠(优氯净)、三氯异氰尿酸

使用时，应将其充分溶解在水中。普通片剂应碾碎后，加入水中，充分搅拌溶解。泡腾片可直接加入水中溶解。使用范围同漂白粉。

(三) 次氯酸钠

使用时，应将其在水中充分混匀。使用范围同漂白粉。

(四) 二氧化氯

因配制的水溶液不稳定，应在使用前加入活化剂，且现配现用。使用范围同漂白粉。因氧化作用极强，使用时应避免其接触油脂，防止加速其氧化。

(五) 乙醇

浓度为75%的乙醇可用于操作台、设备、工具、手部

等涂擦消毒。

（六）乙醇类免洗速干手消毒剂

取适量的乙醇类速干手消毒剂于掌心，按照标准洗手方法，充分搓擦双手20～30秒。

二、消毒液配制方法举例

以每片含有效氯0.25g的漂粉精片配制1L的有效氯浓度为250mg/L的消毒液为例：

（一）在专用容器中事先标好1L的刻度线。

（二）在专用容器中加自来水至刻度线。

（三）将1片漂粉精片碾碎后加入水中。

（四）搅拌至漂粉精片充分溶解。

三、化学消毒注意事项

（一）使用的消毒剂应处于保质期，并符合消毒产品相关标准，按照规定的温度等条件贮存。

（二）严格按照规定浓度进行配制。

（三）固体消毒剂应充分溶解使用。

（四）餐饮具和盛放直接入口食品的容器在消毒前，应先清洗干净，避免油垢影响消毒效果。

（五）餐饮具和盛放直接入口食品的容器消毒时应完全浸没于消毒液中，保持5分钟以上，或者按消毒剂产品使用说明操作。

（六）使用时，定时测量消毒液中有效消毒成分的浓度。有效消毒成分浓度低于要求时，应立即更换消毒液或适量补加消毒剂。

（七）定时更换配置好的消毒液，一般每4小时更换一次。

（八）消毒后，餐饮具和盛放直接入口食品的容器表面的消毒液应冲洗干净，并沥干或烘干。

附录 L

餐饮服务业特定的生物性危害、相关食品及控制措施（资料性附录）

表 a. 特定的细菌、相关食品及控制措施

细菌	相关食品	控制措施
蜡样芽胞杆菌（由耐热的催吐毒素引起的中毒；由不耐热的腹泻毒素引起的感染）	肉，家禽，淀粉类食物（米饭，土豆），布丁，汤，煮熟的蔬菜	烹饪，冷却，保持冷藏或冷冻，保持加热
空肠弯曲杆菌	家禽，生牛乳	烹饪，洗手，防止交叉污染
肉毒杆菌	真空包装食品，低氧包装食品，加工过程中的罐头食品，大蒜一油混合物，烤土豆/炒洋葱的烹制时间或温度不当	热处理（时间＋压力），冷却，保持冷藏或冷冻，保持加热，酸化和干燥等
产气荚膜梭菌	熟制的肉和家禽，熟制的肉和家禽制品（包括砂锅菜、肉汁）	冷却，保持冷藏或冷冻，再加热，保持加热
大肠杆菌 O157：H7（其他产生志贺毒素的大肠杆菌）	生的碎牛肉，生芽菜，生牛乳，未经高温消毒的果汁，被感染者通过粪口途径污染的食品	烹饪，不使用裸手接触即食食品，从业人员健康管理，洗手，防止交叉污染，对果汁进行巴氏灭菌或处理

续表

细菌	相关食品	控制措施
单核细胞增生李斯特菌	生肉和家禽，新鲜的软奶酪，面团，烟熏的海鲜，熟肉，熟食沙拉	烹饪，标注时间，保持冷藏或冷冻，洗手，防止交叉污染
沙门氏菌属	肉和家禽，海鲜，鸡蛋，生芽菜，生蔬菜，生牛乳，未经高温消毒的果汁	烹饪，使用巴氏杀菌后的鸡蛋，从业人员健康管理，不使用裸手接触即食食品，洗手，对果汁进行巴氏灭菌或处理
志贺氏菌	生蔬菜和草药，被感染者通过粪口途径污染的其他食品	烹饪，不使用裸手接触即食食品，从业人员健康管理，洗手
金黄色葡萄球菌（产生的耐热毒素）	使用裸手接触烹制后的即食食品，且食品的存放温度或时间不当	冷却，保持冷藏或冷冻，保持加热，不使用裸手接触即食食品，洗手
弧菌属	海鲜，甲壳类动物	烹饪，食品来源可靠，防止交叉污染，保持冷藏或冷冻

表 b. 特定的寄生虫、相关食品及控制措施

寄生虫	相关食品	控制措施
简单异尖线虫	各种鱼类（鳕鱼、黑线鳕、浮鱼、太平洋鲑鱼、鲱鱼、比目鱼、安康鱼）	烹饪，冷冻
绦虫	牛肉，猪肉	烹饪
旋毛虫	猪肉，熊，海豹肉	烹饪

表 c. 特定的病毒、相关食品及控制措施

病毒	相关食品	控制措施
甲肝病毒和戊肝病毒	贝类，被感染者通过粪口途径污染的任何食品	食品来源可靠，不使用裸手接触即食食品，尽量减少裸手接触非直接入口食品，从业人员健康管理，洗手
其他病毒（轮状病毒，诺如病毒，呼吸道肠道病毒）	被感染者通过粪口途径污染的任何食品	不使用裸手接触即食食品，尽量减少裸手接触非直接入口食品，从业人员健康管理，洗手

注：本附录表格源自美国《Food Code 2017》附录 4 零售业特定的生物性危害、相关食品和控制措施。

附录 M

餐饮服务业食品原料建议存储温度
（资料性附录）

1. 蔬菜类

种类	环境温度	涉及产品范围
根茎菜类	0—5℃	蒜薹、大蒜、长柱山药、土豆、辣根、芜菁、胡萝卜、萝卜、竹笋、芦笋、芹菜
	10—15℃	扁块山药、生姜、甘薯、芋头
叶菜类	0—3℃	结球生菜、直立生菜、紫叶生菜、油菜、奶白菜、菠菜（尖叶型）、茼蒿、小青葱、韭菜、甘蓝、抱子甘蓝、菊苣、乌塌菜、小白菜、芥蓝、菜心、大白菜、羽衣甘蓝、莴笋、欧芹、茭白、牛皮菜
瓜菜类	5—10℃	佛手瓜和丝瓜
	10—15℃	黄瓜、南瓜、冬瓜、冬西葫芦（笋瓜）、矮生西葫芦、苦瓜
茄果类	0—5℃	红熟番茄和甜玉米
	9—13℃	茄子、绿熟番茄、青椒
食用菌类	0—3℃	白灵菇、金针菇、平菇、香菇、双孢菇
	11—13℃	草菇
菜用豆类	0—3℃	甜豆、荷兰豆、豌豆
	6—12℃	四棱豆、扁豆、芸豆、豇豆、豆角、毛豆荚、菜豆

2. 水果类

种类	环境温度	涉及产品范围
核果类	0—3℃	杨梅、枣、李、杏、樱桃、桃
	5—10℃	橄榄、芒果（催熟果），
	13—15℃	芒果（生果实）
仁果类	0—4℃	苹果、梨、山楂
浆果类	0—3℃	葡萄、猕猴桃、石榴、蓝莓、柿子、草莓
柑橘类	5—10℃	柚类、宽皮柑橘类、甜橙类
	12—15℃	柠檬
瓜类	0—10℃	西瓜、哈密瓜、甜瓜和香瓜
热带、亚热带水果	4—8℃	椰子、龙眼、荔枝
	11—16℃	红毛丹、菠萝（绿色果）、番荔枝、木菠萝、香蕉

3. 畜禽肉类

种类	环境温度	涉及产品范围
畜禽肉（冷藏）	—1—4℃	猪、牛、羊和鸡、鸭、鹅等肉制品
畜禽肉（冷冻）	—12℃以下	猪、牛、羊和鸡、鸭、鹅等肉制品

4. 水产品

种类	环境温度	涉及产品范围
水产品（冷藏）	0—4℃	罐装冷藏蟹肉、鲜海水鱼
水产品（冷冻）	—15℃以下	冻扇贝、冻裹面包屑虾、冻虾、冻裹面包屑鱼、冻鱼、冷冻鱼糜、冷冻银鱼
水产品（冷冻）	—18℃以下	冻罗非鱼片、冻烤鳗、养殖红鳍东方鲀
水产品（冷冻生食）	—35℃以下	养殖红鳍东方鲀

餐饮服务食品安全操作规范

CANYIN FUWU SHIPIN ANQUAN CAOZUO GUIFAN

经销/新华书店

印刷/保定市中画美凯印刷有限公司

开本/850 毫米×1168 毫米　32 开　　印张/2.5　字数/40 千

版次/2018 年 7 月第 1 版　　2024 年 9 月第 11 次印刷

中国法制出版社出版

书号 ISBN 978-7-5093-9635-3　　定价:8.00 元

北京市西城区西便门西里甲 16 号西便门办公区

邮政编码:100053　　传真:010-63141600

网址:http://www.zgfzs.com　　编辑部电话:010-63141673

市场营销部电话:010-63141612　　印务部电话:010-63141606